Subhashree T
Yashoda R
Manjunath P Puranik

Fluoreto e Quociente de Inteligência

Subhashree T
Yashoda R
Manjunath P Puranik

Fluoreto e Quociente de Inteligência

ScienciaScripts

Imprint

Any brand names and product names mentioned in this book are subject to trademark, brand or patent protection and are trademarks or registered trademarks of their respective holders. The use of brand names, product names, common names, trade names, product descriptions etc. even without a particular marking in this work is in no way to be construed to mean that such names may be regarded as unrestricted in respect of trademark and brand protection legislation and could thus be used by anyone.

Cover image: www.ingimage.com

This book is a translation from the original published under ISBN 978-620-8-06338-2.

Publisher:
Sciencia Scripts
is a trademark of
Dodo Books Indian Ocean Ltd. and OmniScriptum S.R.L publishing group

120 High Road, East Finchley, London, N2 9ED, United Kingdom
Str. Armeneasca 28/1, office 1, Chisinau MD-2012, Republic of Moldova, Europe
Printed at: see last page
ISBN: 978-620-8-11298-1

ÍNDICE

PREFÁCIO

O flúor é um elemento benéfico em concentrações adequadas. Mas apresenta riscos significativos para a saúde quando consumido em excesso. A exposição crónica a níveis elevados de flúor, que prevalece nas zonas geográficas de flúor, incluindo a Índia, conduz a perturbações como a fluorose dentária, esquelética e não esquelética. As provas emergentes sublinham os efeitos neurológicos nocivos do flúor, em especial nas crianças, onde prejudica o quociente de inteligência (QI). Este trabalho de investigação analisa as provas que relacionam a fluorose dentária e o QI, salientando o impacto neurotóxico do flúor na inteligência das crianças, e apela a uma atenção urgente para atenuar estes efeitos adversos para as gerações futuras.

RECONHECIMENTO

Estou profundamente grato a todos aqueles que me ajudaram a compor e a concluir este trabalho de investigação. Devo o mais profundo sentimento de gratidão à minha orientadora e professora, a **Dra. Yashoda R,** *Professora Associada. Os seus conhecimentos excepcionais, a sua experiência, as suas críticas construtivas e a sua atenção meticulosa aos pormenores motivaram-me e mantiveram o meu trabalho no bom caminho. Os meus sinceros agradecimentos à minha respeitada e querida orientadora por ter sido o meu pilar de força, tanto a nível académico como pessoal, ao longo da minha pós-graduação.*

Gostaria de expressar os meus sinceros agradecimentos ao **Dr. Manjunath P Puranik,** *Professor e Diretor do departamento, pela sua visão atenciosa e sugestões valiosas que foram de imenso valor para este projeto.*

É com grande prazer que reconheço o apoio e a ajuda do **Dr. Girish B Giraddi,** *Reitor e Diretor, pelo seu encorajamento na realização deste projeto, proporcionando-me instalações e outros requisitos essenciais.*

Gostaria de agradecer ao antigo Reitor e Diretor, **Dr. Sahana Srinath,** *pelo apoio e orientação durante os primeiros dias da Pós-Graduação.*

Gostaria de exprimir os meus sinceros agradecimentos à **Dra. Namita Shanbhag,** *Professora Associada, à* **Dra. Sowmya K R** *e à* **Dra. Uma S R,** *Professoras Assistentes, pela sua orientação para a conclusão* *bem sucedida deste projeto.*

*Expresso os meus sinceros agradecimentos ao bibliotecário, **Sr. Manjunath T**, pelo seu apoio na disponibilização do acesso à biblioteca para a realização deste projeto.*

*Expresso a minha sincera gratidão aos **meus superiores e colegas** por me terem sempre ajudado.*

*Agradeço à **minha família e aos meus amigos** o enorme apoio que me deram de todas as formas possíveis. Agradeço ao **Deus Todo-Poderoso** por me ter dado força e uma oportunidade maravilhosa de estudar nesta prestigiada instituição.*

Dr. SUBHASHREE T

INTRODUÇÃO

O elemento fluoreto é benéfico para o metabolismo esquelético e para a remineralização dentária em concentrações adequadas. Qualquer utilização de fluoretos em crianças resulta na ingestão e absorção de fluoreto na circulação sanguínea. A ingestão excessiva de flúor através da água potável/produtos alimentares/poluentes industriais durante um longo período de tempo resulta em perturbações de saúde importantes como a fluorose dentária, a fluorose esquelética e a fluorose não esquelética.[1]

A distribuição do fluoreto no ambiente natural é muito desigual, em grande parte devido ao comportamento geoquímico deste elemento. [2] As zonas endémicas de flúor envolvem vinte e cinco nações em todo o mundo e cerca de 200 milhões de pessoas podem sofrer de fluorose devido à contaminação por flúor.[3] A Índia está situada na cintura geográfica do flúor e, nas zonas onde o teor de flúor é elevado, ocorre a lixiviação do flúor, causando um nível excessivo de flúor nas águas subterrâneas. Quase dois terços dos estados são endémicos em termos de fluoreto, o que faz da fluorose um problema de saúde pública. Aproximadamente vinte e cinco milhões de pessoas são atualmente afectadas pela fluorose e 66 milhões estão em risco de desenvolver fluorose, incluindo crianças de 14 anos de idade.[2] A prevalência do flúor foi registada em 230 distritos de 19 Estados. Quase 11,7 milhões da população estão em risco, com base na população em habitações com elevado teor de fluoreto na água potável.[4]

Para além da fluorose dentária e esquelética, o consumo excessivo de flúor promove a fratura da anca, conduz ao nascimento de natimortos ou a defeitos congénitos e tem efeitos neurológicos prejudiciais.[5] Verificou-se que a exposição materna a níveis elevados de fluoreto tem um efeito adverso na função cerebral e nos neurotransmissores do feto.[6] Estudos realizados revelaram que a fluorose crónica pode provocar lesões cerebrais, resultando numa estrutura e função cerebrais anormais. Provoca uma diminuição da concentração, da aprendizagem, da memória e também sintomas mentais como a ansiedade, a tensão e a depressão.[7] Estes efeitos neurotóxicos do flúor são mais frequentes nas crianças, uma vez que o cérebro em desenvolvimento é mais vulnerável aos tóxicos do que o cérebro maduro. Wechsler definiu a inteligência como "A inteligência é a capacidade agregada ou global do indivíduo para agir de forma intencional, pensar racionalmente e lidar eficazmente com o seu ambiente". Um quociente de inteligência (QI) é uma pontuação total derivada de um conjunto de testes ou subtestes normalizados concebidos para avaliar a inteligência humana. A avaliação do QI das crianças pode ser efectuada através de vários testes de inteligência, como as escalas de inteligência pré-escolar e primária de Weschler, a escala de inteligência de Weschler revista para crianças, o Stanford Binnet, as Matrizes Progressivas de Raven, o Seguin Form Board, etc. [8] Verifica-se que as crianças que vivem em zonas de fluorose endémica têm pontuações de quociente de inteligência (QI) mais baixas do que as de zonas normais, o que sugere uma associação inversa entre a exposição ao flúor e a inteligência das crianças.[9]

Estudos realizados em todo o mundo demonstraram que a exposição crónica a níveis elevados de fluoreto é um dos factores associados ao desenvolvimento intelectual.[10] Verifica-se que o nível de QI está negativamente correlacionado com o nível de flúor na água potável[6] e que as crianças que residem em zonas com níveis de flúor na água superiores ao normal têm um desenvolvimento da inteligência prejudicado.[11]

No entanto, as discussões sobre os mecanismos de neurotoxicidade do flúor têm sido limitadas e não têm sido efectuadas muitas comparações dos resultados obtidos nos estudos com as populações. O objetivo deste trabalho de investigação é rever e compilar as provas relativas à associação da fluorose dentária e do quociente de inteligência com o papel dos efeitos neurotóxicos do flúor no quociente de inteligência.

FONTES E DISTRIBUIÇÃO DE FLUORETO

O flúor é um dos elementos mais abundantes na crosta terrestre. A maior parte do flúor na superfície da Terra provém de minerais de rocha, enquanto outras fontes como o ar, a água do mar e as actividades antropogénicas constituem uma proporção relativamente pequena.[12] A faixa geográfica de elevado teor de fluoreto nas águas subterrâneas estende-se da Síria, passando pela Jordânia, até ao Quénia, e outra faixa estende-se da Turquia até à China. Foi notificada fluorose endémica em partes de África e da Ásia com elevados níveis de fluoreto na água. Foram comunicadas concentrações naturais de fluoreto na água tão elevadas como 2800 ppm (Lago Nakuru, no vale do Rift, no Quénia).[13]

O fluoreto encontra-se normalmente na fluorite, mica, anfibólios, apatite, argilominerais, xistos e, mais abundantemente, nos granitos.[1] As concentrações médias de fluoreto em rochas graníticas de diferentes locais em Inglaterra, Irlanda do Norte, País de Gales e Escócia variaram entre 569 e 15 464 mg/kg e outras rochas ígneas do País de Gales e da Escócia continham 429-913 ppm.[1] Uma das maiores concentrações de fluoreto dissolvido medidas perto da superfície terrestre ocorre em áreas afectadas pela atividade geotérmica, como o Vale do Rift da África Oriental, Nova Zelândia, França, Islândia, China e partes do oeste dos EUA.[14]

A Índia situa-se na cintura do flúor e mais de 15 Estados indianos são endémicos em termos de fluorose (nível de flúor na água potável >1,5 mg/l), e mais de 60 milhões de pessoas na Índia sofrem de fluorose.

Os Estados mais gravemente afectados são Andhra Pradesh, Punjab, Haryana, Rajasthan, Gujarat, Uttar Pradesh, Tamil Nadu, Karnataka e Maharashtra.[13]

Os seres humanos estão expostos ao flúor através da água potável, da alimentação (colheitas, vegetais, frutos e peixe), de bebidas (chá, sumos, álcool e bebidas frias), de produtos com flúor (pasta de dentes, suplementos e elixir bucal) e do fumo do cigarro.[3]

A exposição também ocorre através do consumo de vegetais cultivados em locais com elevados níveis de F natural. O conteúdo mineral dos alimentos, por exemplo, os níveis de cálcio e magnésio, pode influenciar a biodisponibilidade do F devido à formação de complexos insolúveis. Os valores mais elevados foram registados no peixe; o fluoreto das espinhas de peixe contribuiu para estes valores, especialmente no peixe enlatado (0,9-8,0 mg/kg de peso fresco). Vários géneros alimentícios preparados com água fluoretada podem conter uma concentração de fluoreto de 0,6-1 mg/kg, em comparação com a concentração habitual de 0,2-0,3 mg/kg.[15]

Exceto em condições de exposição profissional, a ingestão de fluoretos por via respiratória é quase insignificante.[16] As exposições industriais nas principais indústrias com um potencial de libertação apreciável de fluoretos incluem a produção de energia eléctrica em centrais a carvão e a produção de alumínio, aço, adubos fosfatados, ácido fosfórico, fósforo e o fabrico de produtos de vidro, cerâmica e tijolo.[1]

REVISÃO DA LITERATURA

Foi realizado um estudo transversal para avaliar os efeitos adversos do flúor no desenvolvimento mental de 121 estudantes com idades compreendidas entre os 7 e os 16 anos, selecionados em quatro aldeias em redor de Wubu Ziyao, na cidade de Xingshunxi, na Mongólia Interior. O QI foi avaliado utilizando a Escala de Inteligência Wechsler para Crianças. Além disso, foi efectuado um exame físico para excluir as pessoas com doenças que pudessem afetar o QI. A inteligência de diferentes grupos etários de estudantes do ensino primário e secundário da zona com elevado teor de fluoreto e da zona sem elevado teor de fluoreto apresentava diferenças significativas. Quanto mais elevado era o fluoreto da água, mais baixo era o nível de QI. Concluiu-se que o elevado teor de flúor tinha efeitos adversos no desenvolvimento mental dos alunos.[17]

Foi realizado um estudo transversal para avaliar a inteligência de 907 crianças com idades compreendidas entre os 8 e os 13 anos que viviam nos condados de Anshu e Zhijin da província de Guizhou, que diferiam na quantidade de fluoreto presente no ambiente na China. O Quociente de Inteligência (QI) das crianças que viviam em zonas com uma prevalência média ou grave de fluorose era inferior ao das crianças que viviam em zonas com apenas fluorose ligeira ou sem fluorose. O desenvolvimento da inteligência pareceu ser afetado negativamente pelo flúor nas áreas com uma prevalência média ou grave de fluorose, mas em menor grau apenas nas áreas com uma prevalência ligeira de fluorose. Uma ingestão elevada de fluoreto foi associada a uma inteligência mais baixa. Concluiu-se que o efeito da exposição a um nível elevado de fluoreto na inteligência pode ocorrer numa fase precoce do desenvolvimento do embrião e do bebé.[18]

Foi realizado um estudo transversal para examinar a inteligência de 118 crianças chinesas em idade escolar (10-12 anos) expostas a um nível elevado de fluoreto na água potável no distrito de Tianjin Xiqing, na China. As crianças eram residentes ao longo da vida em duas aldeias que diferiam no nível de fluoreto da água. Foram selecionadas cerca de 60 crianças da zona com elevado teor de fluoreto (3,15 ± 0,61 ppm) e 58 crianças da zona com baixo teor de fluoreto (0,37 ± 0,04 ppm). O Quociente de Inteligência (QI) foi medido com o Teste Chinês Combinado de Raven. Os níveis de fluoreto urinário das crianças da área com alto teor de fluoreto na água eram significativamente mais elevados do que os das crianças que viviam na área com baixo teor de fluoreto. O QI médio das crianças com um nível elevado de fluoreto era significativamente inferior ao das crianças com um nível baixo de fluoreto na água potável. Concluiu-se que a inteligência estava inversamente relacionada com o nível de fluoreto tanto na água potável como na urina.[19]

Foi efectuado um estudo transversal para medir o Quociente de Inteligência (QI) de 512 crianças, com idades compreendidas entre os 8 e os 13 anos, que viviam em duas aldeias (Wamiao e Xinhuai) com diferentes níveis de fluoreto na água, no condado de Sihong, China. O QI médio de 222 crianças na aldeia com elevado teor de flúor de Wamiao foi significativamente mais baixo (92,02±13,00) do que o de 290 crianças na aldeia com baixo teor de flúor de Xinhuai (100,41±13,21). Níveis mais elevados de fluoreto na água potável foram significativamente associados a taxas mais elevadas de atraso mental (QI <70) e inteligência limítrofe (QI 70-79). Concluiu-se que, em áreas de fluorose endémica, níveis de fluoreto na água potável superiores a 1,0 mg/L podem afetar negativamente o desenvolvimento da inteligência das crianças.[20]

Foi realizado um estudo transversal para investigar o efeito da elevada exposição ao flúor no nível de inteligência de 79 crianças do condado de Pucheng, província de Shaanxi, China. Foram escolhidas para o teste cerca de 42 crianças de um grupo com elevada fluorose endémica e 37 crianças de uma área de controlo com baixo teor de fluoreto. O nível de inteligência e a fluorose dentária foram avaliados utilizando o Teste de Raven Padronizado Chinês e o método de Dean, respetivamente. O nível de fluoreto na urina foi determinado com um método seletivo de iões de fluoreto. O nível médio de inteligência das crianças do grupo com elevado teor de flúor foi inferior ao do grupo de controlo. Não foi encontrada nenhuma criança com um nível de inteligência superior a um nível considerado excelente. Verificou-se uma correlação negativa entre a concentração de fluoreto na urina e o nível de inteligência das crianças (p>0,05). Concluiu-se que a exposição a níveis elevados de fluoreto era suscetível de causar um certo nível de dano ao nível de inteligência de uma criança.[21]

Foi realizado um estudo transversal para examinar a exposição ao flúor e o seu impacto nos quocientes de inteligência de 190 crianças em idade escolar, com idades compreendidas entre os 12 e os 13 anos, residentes em duas aldeias da Índia com condições educativas e socioeconómicas semelhantes, mas que diferiam na concentração de flúor (F) na água potável. As crianças da zona com F elevado apresentavam níveis de F urinário mais elevados do que as crianças da zona com F mais baixo. A pontuação média de QI das 89 crianças da área com F elevado foi significativamente mais baixa do que a das 101 crianças da área com F baixo. Também se registou uma relação inversa significativa entre o QI e o nível de F urinário. Concluiu-se que as crianças que bebem água com elevado teor de F correm o risco de ter um desenvolvimento da inteligência afetado.[22]

Foi realizado um estudo transversal para investigar os efeitos do envenenamento endémico por flúor no desenvolvimento intelectual de 720 crianças (381 rapazes e 330 raparigas) com idades compreendidas entre os 6 e os 13 anos, residentes em Baotou, na Mongólia Interior, China. O grupo de comparação (controlo) (237) provinha de duas escolas primárias fora da região. O QI foi avaliado através do teste chinês padronizado de Raven. O QI médio de 720 crianças na zona endémica foi de 92,07, em comparação com 93,78 para 236 crianças na zona de controlo, com 10,38% na zona endémica a cair na categoria de QI "baixo" contra 4,24% n a   zona de controlo. Entre os indivíduos da área endémica de flúor, a taxa de inteligência subdesenvolvida foi significativamente mais elevada em 8% do que a média. O QI médio das crianças com fluorose dentária foi de 88,67, inferior à média das crianças não afectadas (96,79). Os autores concluíram que as crianças que vivem em áreas de envenenamento endémico por fluoreto apresentam défices de desenvolvimento e que os danos causados pelo fluoreto na capacidade intelectual são significativos.[23]

Foi efectuado um estudo transversal analítico para avaliar a relação entre a exposição a diferentes níveis de fluoreto na água potável e o Quociente de Inteligência (QI) das crianças entre os 13 e os 15 anos de idade do distrito de Nalgonda, Andhra Pradesh. Toda a área geográfica do distrito de Nalgonda foi dividida em 4 estratos com base em diferentes níveis de flúor natural no abastecimento de água potável. Foram utilizadas as matrizes progressivas padrão de Raven para avaliar o quociente de inteligência (QI) das crianças. As pontuações intelectualmente superiores (Grau I) para a avaliação individual do QI estavam ausentes em todos os 4 níveis diferentes de fluoreto. Apenas 0,8% das crianças estavam presentes com pontuações de Grau 2 (definitivamente acima da média na capacidade intelectual), exceto no nível 4th (>4,1 ppm). O número de crianças com deficiências intelectuais aumentou gradualmente com o aumento da concentração de fluoreto na água potável. Concluiu-se que os níveis globais de QI nas crianças expostas a níveis elevados de fluoreto eram significativamente inferiores aos das zonas com baixo teor de fluoreto.[24]

Foi realizado um inquérito transversal para investigar os efeitos da baixa exposição ao flúor na inteligência e na fluorose dentária de 331 crianças com idades compreendidas entre os 7 e os 14 anos na cidade de Hulunbuir, China. A inteligência e a fluorose dentária foram avaliadas utilizando o Teste de Raven Combinado e o índice de Dean, respetivamente. O fluoreto na urina foi inversamente associado ao QI. O aumento de 1 mg/L de fluoreto na urina foi associado a uma diminuição de 0,59 pontos no QI (p = 0,0226). Houve uma relação dose-resposta entre fluoreto na urina e fluorose dentária (p < 0,0001). Os autores concluíram que baixos níveis de exposição ao flúor na água potável tiveram efeitos negativos na inteligência e na saúde dentária das crianças.[25]

Foi realizado um estudo transversal para avaliar o efeito de um nível elevado e baixo de fluoreto (F) na água potável sobre o Quociente de Inteligência (QI) em 120 rapazes e raparigas com idades compreendidas entre os 7 e os 9 anos, sessenta participantes em cada uma das cidades de Koohbanan (2,38 ppm F) e Baft (0,41 ppm F). A fluorose dentária (DF) e o QI foram avaliados utilizando o índice de superfície total de fluorose dentária (TSIDF) e o Teste de Inteligência de Matrizes Progressivas de Raven. As pontuações médias de QI das crianças em áreas com alto teor de flúor foram significativamente mais baixas do que as das crianças em áreas com baixo teor de flúor. Concluiu-se que a exposição crónica a níveis elevados de flúor parece ser definitivamente um dos factores que podem diminuir o QI das crianças.[26]

Foi realizado um estudo transversal para determinar a relação entre o grau de fluorose dentária e as pontuações nos testes de Quociente de Inteligência (QI) em 160 crianças, com idades compreendidas entre os 7 e os 11 anos, no distrito de Bagalkot de Karnataka, Índia. De entre 120 crianças de Bagalkot (fluoreto = 0,5 ppm), selecionadas aleatoriamente e examinadas, 80 crianças sem fluorose dentária foram selecionadas para o estudo. Estas foram comparadas com 80 (de 150 amostradas e examinadas aleatoriamente) crianças com fluorose dentária do taluk de Hungund (fluoreto 2,5-3,5 ppm). Os testes de inteligência foram efectuados utilizando as Matrizes Progressivas Coloridas de Raven. A pontuação média de QI das crianças sem fluorose dentária (76,36 ± 20,84) foi significativamente mais elevada (p = 0,0019) do que a das crianças com fluorose dentária (66,62 ± 18,09). As pontuações médias de QI não variaram com a gravidade da fluorose dentária, conforme classificada pelo índice de fluorose de Dean. Uma percentagem mais elevada de crianças com fluorose dentária encontrava-se nas categorias de QI "Extremamente baixo" e "Baixo", enquanto uma percentagem mais elevada de crianças sem fluorose dentária se encontrava nas categorias de QI "Médio" e "Médio alto". Concluiu-se que as crianças expostas a níveis elevados de fluoreto tinham uma inteligência reduzida.[27]

Foi realizado um inquérito descritivo transversal para avaliar e comparar o quociente de inteligência de 100 crianças em idade escolar, com idades compreendidas entre os 8 e os 10 anos, que viviam em zonas com níveis elevados (Mundra - 2,4 a 3,5 mg/L) e baixos (Bhuj - 0,5mg/L) de fluoreto em Kutch, Gujarat, Índia. O Seguin Form Board Test foi utilizado para avaliar o nível do quociente de inteligência (QI) das crianças. Verificou-se que as pontuações médias para as categorias de tempo médio, mais curto e total eram significativamente mais elevadas (p<0,05) entre as crianças que viviam em Mundra (30,45±4,97) do que entre as que viviam em Bhuj (23,20±6,21). As diferenças médias foram de 7,24, 7,28 e 21,78, respetivamente. Concluiu-se que a exposição crónica a níveis elevados de fluoreto na água estava associada a um quociente de inteligência mais baixo.[28]

Foi efectuado um estudo descritivo transversal para avaliar o nível do quociente de inteligência (QI) de crianças de 8 a 10 anos de idade, filhos de pescadores da comunidade escolar de Kutch, Gujarat, Índia. O QI foi avaliado através do Seguin Form Board Test. O tempo médio que as crianças das escolas de pescadores demoraram a completar o teste foi de

30.64 ± 4.97. Os homens tiveram pontuações médias significativamente mais baixas do que as mulheres (p < 0,05). Os participantes com fluorose dentária grave, baixo estatuto socioeconómico (SES), menor nível de escolaridade da mãe e do pai e aqueles que tinham excesso de peso tiveram pontuações médias significativamente mais elevadas para a categoria média. Em conclusão, a fluorose dentária, o baixo nível socioeconómico, o baixo nível de educação dos pais e o elevado índice de massa corporal influenciaram os alunos pescadores com um QI baixo na comunidade de Kutch, Gujarat, Índia.[29]

Foi realizado um estudo transversal para investigar a relação entre o flúor (F) na água potável e o quociente de inteligência (QI) das crianças em 39 crianças com idades compreendidas entre os 9 e os 12 anos no Azerbaijão Ocidental, Irão. Das 39, dezanove crianças viviam numa região de elevado teor de F na água de consumo (3,94 mg F/L) e 20 crianças numa região de baixo teor de F na água de consumo (0,25 mg F/L). Os níveis de F nas amostras de água foram determinados pelo método colorimétrico SPADNS (Sulfo Phenyl Azo Dihydroxy Naphthalene Disulfonic acid). O QI foi medido utilizando a versão iraniana do teste RB Cattell. O QI médio das crianças que vivem na região de água potável F elevada foi inferior (81,21±16,17) ao das crianças que vivem na região de água potável F baixa (104,25±20,73) (p=0,0004). Concluiu-se que as crianças residentes numa região com um nível elevado de F da água potável tinham QIs mais baixos do que as crianças que viviam numa região com um nível baixo de F da água potável (p<0,001).[30]

Foi efectuado um estudo transversal para estabelecer uma relação entre os níveis de fluoreto, a prevalência de fluorose e o seu efeito nos níveis de QI entre 429 crianças com idades compreendidas entre os 6 e os 12 anos, de duas áreas diferentes com níveis diferentes de fluoreto na água potável no distrito de Lucknow e arredores, na Índia. A fluorose dentária e o Quociente de Inteligência foram medidos utilizando o Índice de Fluorose de Dean e as Matrizes Progressivas Coloridas de Raven, respetivamente. A maioria das crianças sem fluorose (76,3%) tinha um QI de grau 2 (definitivamente acima da média) e as crianças que sofriam de fluorose dentária muito ligeira e ligeira tinham um QI de grau 3 (intelectualmente médio). As crianças com fluorose dentária moderada apresentavam um QI de grau 4 (definitivamente abaixo da média) e cinco crianças com fluorose grave apresentavam um QI de grau 5. Foi observada uma tendência para o aumento do grau de QI (diminuição da capacidade intelectual), indicando uma forte correlação entre o grau de fluorose e o grau de QI. Concluiu-se que as crianças expostas a níveis elevados de fluoreto na água potável tinham um QI significativamente mais baixo do que as da zona com baixo teor de fluoreto.[31]

Foi efectuado um estudo transversal para avaliar o Quociente de Inteligência (QI) entre 405 crianças em idade escolar, com idades compreendidas entre os 10 e os 12 anos, de três aldeias do distrito de Mysore com diferentes níveis de fluoreto, como fluoreto normal (1,20 mg F/l), baixo teor de fluoreto (0,40 mg F/l) e alto teor de fluoreto (2,20 mg F/l) nas suas fontes de abastecimento de água. Foi utilizado um questionário que incluía dados sócio-demográficos, práticas de higiene oral, história de dieta, índice de massa corporal e fluorose dentária. O Quociente de Inteligência foi avaliado utilizando o Teste das Matrizes Progressivas Coloridas de Raven. Verificou-se uma relação significativa entre os níveis de fluoreto da água e o Quociente de Inteligência das crianças em idade escolar (p < 0,05). Na aldeia com alto teor de flúor, a proporção de crianças com QI abaixo de 90 (QI abaixo da média) foi maior em comparação com a aldeia normal e com baixo teor de flúor. Concluiu-se que as crianças em idade escolar que residem numa área com um nível de fluoreto na água superior ao normal demonstraram um desenvolvimento da inteligência mais prejudicado do que as que residem em áreas com níveis normais e baixos de fluoreto na água.[5]

Foi efectuado um estudo transversal para avaliar o efeito do flúor na água potável sobre o quociente de inteligência (QI) em 200 crianças com idades compreendidas entre os 8 e os 12 anos que frequentam a escola e que residem em zonas de elevado (100 crianças) e baixo teor de flúor (100 crianças) de Deli. O QI das crianças foi avaliado utilizando o Teste de Matrizes Progressivas Normalizadas de Ravens. As informações sobre os dados sociodemográficos de cada criança, a dieta da mãe durante a gravidez, a duração da residência na aldeia, a fonte de água potável e a duração da ingestão de água da fonte foram registadas num formulário das mães das crianças. A altura e o peso de cada criança também foram registados para avaliar o estado nutricional. Os resultados mostraram que o flúor na água potável estava significativamente relacionado com o QI das crianças. Concluiu-se que o flúor na água potável estava significativamente relacionado com o QI das crianças.[32]

Foi efectuado um estudo transversal para avaliar e correlacionar a influência da concentração de fluoreto na água ingerida no quociente de inteligência (QI) em 219 crianças com idades compreendidas entre os 12 e os 14 anos no distrito de Mathura, Uttar Pradesh, Índia. De todas as crianças, 75 pertenciam a zonas de Q baixo e médio, e 69 a zonas de Q alto. A concentração de fluoreto na água ingerida por rotina e o QI foram estimados utilizando o "método do elétrodo seletivo de iões" e o teste de Raven, respetivamente. Cerca de 35 (46,7%) e 10 (13,3%) participantes das áreas com alto teor de flúor e médio teor de flúor tinham QI abaixo da média, respetivamente. As notas médias mais baixas foram obtidas pelas crianças da região com alto teor de flúor (13,95), seguidas pelas da região com médio teor de flúor (18,95) e as mais altas da região com menor teor de flúor (38,61). A comparação intergrupos baseada no género não produziu uma relação significativa com o fluoreto. Em conclusão, a concentração de fluoreto na água ingerida foi significativamente associada ao QI das crianças.[33]

Foi realizado um estudo transversal para explorar o impacto na saúde do fluoreto moderadamente excessivo na água potável em 2886 crianças residentes, com idades entre os 7 e os 13 anos, de áreas de fluorose endémica e não endémica em Tianjin, China. Os níveis de fluoreto na água potável e na urina foram medidos utilizando o método nacional normalizado de elétrodo seletivo de iões. Foram examinados os efeitos dose-resposta da exposição baixa a moderada ao flúor na fluorose dentária (DF) e no quociente de inteligência (QI) e as potenciais relações entre os graus de DF e os níveis de inteligência. A inteligência excelente diminuiu em 51% nas crianças com fluoreto urinário mais elevado e em 30% com cada incremento de grau de DF. Em conclusão, registaram-se efeitos de limiar e de saturação da exposição moderadamente excessiva ao flúor na DF e na perda de inteligência das crianças, e uma potencial associação entre a DF e a perda de inteligência excelente.[34]

Foi realizado um estudo transversal para detetar os níveis de fluoreto, arsénio e cádmio na água potável de seis locais diferentes no Egito e comparar os níveis de QI entre 1000 crianças com idades compreendidas entre os 4,6 e os 11 anos. Verificou-se uma diminuição significativa do nível médio de QI no grupo de crianças com um nível elevado de fluoreto, superior a 1,5 mg/Dl, em comparação com o grupo de crianças com um nível baixo de fluoreto na água potável da torneira, que era inferior ao recomendado pela OMS e ao nível egípcio. Concluiu-se que existia uma relação entre a exposição ao flúor e a inteligência, sendo o QI médio do grupo com elevado teor de flúor inferior ao do grupo com menor teor de flúor.[35]

Foi realizado um estudo descritivo transversal para investigar o efeito da ingestão excessiva de fluoreto no Quociente de Inteligência (QI) entre 130 crianças (65 de cada, com e sem fluorose dentária) com idades compreendidas entre os 9 e os 13 anos que vivem em Waghdara, Hingna, Nagpur, Índia. Foram selecionadas crianças com história de nascimento normal e estatuto socioeconómico semelhante. Os dados foram recolhidos através de exame clínico para avaliação da fluorose dentária, utilizando os critérios modificados do Índice de Fluorose de Dean, e os níveis de QI foram testados através das Matrizes Progressivas Padrão de Raven e do Teste de Tabuleiro de Seguin. Foi utilizado um questionário auto-administrado constituído por informações pessoais. Os valores médios do Seguin Form Board Test das crianças com fluorose dentária (20,62) foram significativamente mais elevados do que os valores médios das crianças sem fluorose dentária (17,93). A comparação dos graus de QI entre o grupo com fluorose e o grupo sem fluorose produziu valores estatisticamente significativos, com a maioria das crianças com fluorose a cair no grau V, que é "intelectualmente deficiente", seguido do grau IV. As crianças sem fluorose dentária tiveram um desempenho mais rápido no teste de QI do que as crianças com fluorose. As crianças com fluorose demonstraram ter um Quociente de Inteligência mais baixo em ambos os testes de QI. Os autores concluíram que as crianças com fluorose têm um Quociente de Inteligência mais baixo do que as crianças sem fluorose.[36]

Foi efectuado um estudo transversal para avaliar a relação entre os níveis de fluoreto e o quociente de inteligência em 960 crianças do grupo etário dos 7 aos 11 anos em Madanapalli (480) e Tirupati (480), Andhra Pradesh, Índia. As crianças foram examinadas quanto à fluorose dentária de acordo com o índice de fluorose de Dean. O teste do quociente de inteligência (QI) foi efectuado individualmente utilizando a tabela de Raven. Cerca de 79% das crianças com fluorose dentária e 74% das crianças sem fluorose tinham pontuações de QI baixas/limite e a diferença não era significativa entre os dois grupos. Cerca de 4,80% das crianças na área com fluorose e 8,80% das crianças na área sem fluorose tiveram pontuações de QI abaixo da média. Cerca de 8% das crianças na área de fluorose e 14% das crianças na área sem fluorose tinham QI médio. As pontuações elevadas de QI foram observadas em 44% e 22% das crianças na área com fluorose e sem fluorose, respetivamente. A área com fluorose teve um QI significativamente mais baixo (p<0,001) do que a região sem fluorose. Concluiu-se que existe uma relação significativa entre os níveis de fluoreto na água potável e o quociente de inteligência.[37]

Foi realizado um estudo transversal para explorar a associação entre a exposição ao flúor no período pré-natal e na infância e o quociente de inteligência (QI) entre 633 crianças locais com idades compreendidas entre os 7 e os 13 anos em Kaifeng, China. As crianças foram divididas em quatro grupos: grupo de controlo (GC, n = 228), grupo de exposição excessiva ao flúor no período pré-natal (GFP, n = 107), grupo de exposição excessiva ao flúor na infância (GFC, n = 157) e grupo de exposição excessiva ao flúor no período pré-natal e na infância (GFB, n = 141). As concentrações de fluoreto urinário (UF) e creatinina (Ucr) foram determinadas por um ensaio de elétrodo seletivo de iões de fluoreto e um kit de ensaio de creatinina (método do ácido pícrico), respetivamente. Foi calculada a concentração de fluoreto urinário ajustada à Ucr (CUF). A pontuação de QI foi avaliada utilizando o Teste de Raven - O Rural na China. A pontuação média de QI no GF foi respetivamente mais baixa do que no GC, GFC e GFB (p < 0,05). A probabilidade de desenvolver inteligência excelente entre as crianças do GF diminuiu 51,1% em comparação com as crianças do GC (OR = 0,489). Para todas as crianças, a concentração de CUF de 2'1,7 mg/L foi negativamente associada aos resultados de QI ($\square$ = - 4,965, p = 0,022). Em crianças sem exposição pré-natal ao flúor, cada incremento de 1,0 mg/ L na concentração de CUF de 2'2,1 mg/L estava relacionado com uma redução de 11,4 pontos nas pontuações de QI das crianças. Os autores concluíram que a exposição pré-natal e na infância ao excesso de flúor pode prejudicar o desenvolvimento da 15veraigência de crianças em idade escolar.[15]

Foi realizado um estudo transversal para explorar as associações entre a exposição moderada ao flúor e o sistema colinérgico em relação à

DF e ao QI das crianças em 709 crianças residentes em Tianjin, China. Foi utilizado o método do elétrodo seletivo de iões para detetar as concentrações de fluoreto na água e na urina. O sistema colinérgico foi avaliado através da deteção dos níveis de colina acetiltransferase (ChAT), acetilcolinesterase (AchE) e acetilcolina (Ach) no soro. Com base no aumento dos níveis de flúor, os participantes foram divididos em quatro quartis. Em comparação com as crianças do primeiro quartil, as do quarto quartil tinham o risco de desenvolver DF ou QI < 120 aumentado em 19% e 20% para o fluoreto na água e na urina, respetivamente. O risco de DF ou QI < 120 no terceiro e quarto quartil aumentou em 58% e 62% para o fluoreto da água, 52% e 65% para o fluoreto urinário.

As concentrações de fluoreto na água foram positivamente associadas à AchE e negativamente associadas à ChAT e Ach, com tendências semelhantes para o fluoreto urinário, exceto para a Ach. O risco de desenvolver DF ou de ter inteligência não elevada aumentou em 22% para o quarto quartil do que para os do primeiro quartil. Para ter ambos, o risco foi de 1,27, 1,37 e 1,44 no segundo, terceiro e quarto quartis. A proporção de mediação por AchE entre o fluoreto da água e o desenvolvimento de DF ou QI < 120 foi de 15,7%. Para que ambos existissem, a proporção foi de 6,7% e 7,2% para o fluoreto da água e o fluoreto urinário. Concluiu-se que a exposição baixa a moderada ao flúor foi associada à disfunção do sistema colinérgico em crianças.[9]

Foi efectuado um estudo transversal para determinar a influência do flúor na água potável na fluorose e no nível de inteligência de 100 alunos do ensino básico com idades compreendidas entre os 6 e os 12 anos na cidade de Palu, na Indonésia. Foi efectuada uma análise descritiva por amostragem aleatória estratificada de duas áreas diferentes com níveis diferentes de fluoreto na água potável. As amostras foram recolhidas em duas escolas primárias diferentes. O exame foi efectuado utilizando o Índice de Fluorose de Dean e as Matrizes Progressivas Coloridas de Raven para avaliar a fluorose dentária e o QI, respetivamente. Entre os 40 alunos (40%) que sofreram fluorose, 38 (38%) deles eram da área cujo nível de F é alto. O alto nível de F também afetou o QI das crianças (p = 0,001), mostrando que não houve alunos com baixo QI encontrados na área com baixo nível de F. Para o status de Fluorose e QI, o b t e v e - s e p = 0,001. Entre os 60 alunos que não apresentavam fluorose, 96,6% deles tinham um alto nível de QI. Concluiu-se que a fluorose foi encontrada com mais frequência na área em que o nível de F era alto, onde o nível de QI dos alunos era mais baixo em comparação com os alunos que moravam na área com baixo nível de F.[3]

MÉTODOS DE AVALIAÇÃO DO QUOCIENTE DE INTELIGÊNCIA

A inteligência é geralmente avaliada da seguinte forma:

1. Calendários de desenvolvimento

(a) Escalas Bayley para bebés

(b) Os calendários de desenvolvimento de Gassell

I Programa de avaliação do desenvolvimento do NIMH

2. Testes verbais

(a) Teste Binet Kamat

(b) Teste de Binet Kulshresta I Teste de Binet Shukla

(d) Escala de Inteligência de Malin para Crianças Indianas - Escala Verbal

3. Testes não verbais

(a) Teste de rastreio do desenvolvimento

(b) Matrizes progressivas de Raven testes de desempenho a cores

4. Testes de desempenho

(a) Seguin Form Board Test

(b) Teste de desenho de Gessell I Draw - A - Man Test

(d) Escala de inteligência de Malin para crianças indianas Escala de desempenho I Teste de passagem de Alexanders

(f) Teste de conceção de blocos de Koh

5. Escalas de Comportamento Adaptativo.

(a) Escala de maturidade social de Vine land

(b) Escala de Comportamento Adaptativo da Associação Americana de Retardo Mental

6. Testes para aptidões específicas

(a) Atenção - Concentração, testes (span de dígitos, cancelamento, teste KnoxTcube)

(b) Testes de perceção (teste Bender Gestalt, teste Benton de retenção visual [8]

Os testes habitualmente utilizados na investigação incluem,

(a) Seguin Form Board Test

(b) Escala de Inteligência Wechsler para Crianças I Matrizes progressivas a cores de Raven

Seguin Form Board Test

Os primeiros testes de aptidão individual foram normalmente concebidos para objectivos ou populações específicas. Este teste, do tipo desempenho, era utilizado principalmente para avaliar adultos com atraso mental e dava ênfase à rapidez do desempenho.[38] Em 1856, Seguin desenvolveu um teste de inteligência simples, baseado no desempenho, utilizando pranchas de formas para avaliar a coordenação olho-mão, o conceito de forma, a perceção visual e a capacidade cognitiva através de meios não verbais. Avalia a destreza motora, a coordenação visuomotora, a organização espacial, a velocidade e a precisão do desempenho dos participantes e pode ser utilizado em crianças a partir dos 3 anos. Este teste pode ser facilmente administrado em 10 minutos e é utilizado para uma avaliação preliminar da idade mental numa população normal.[39] O teste envolve três tentativas consecutivas com uma instrução para iniciar a colocação dos blocos ao comando "Iniciar". A velocidade é realçada no início do teste, sem que a criança receba qualquer outra indicação ou assistência. O melhor tempo das três tentativas é utilizado para determinar uma idade mental a partir da tabela padrão, que é posteriormente utilizada na determinação do quociente de inteligência (QI).[39]

Escala de Inteligência Wechsler para Crianças

Publicado pela primeira vez em 1949, o WISC foi revisto em 1974, 1991 e, mais recentemente, em 2003. A versão normalizada do WISC é constituída por dez subtestes diferentes, cinco dos quais predominantemente verbais (informação, semelhanças, aritmética, vocabulário e compreensão) e cinco predominantemente orientados para o desempenho (realização de imagens, organização de imagens, desenho de blocos, montagem de objectos e codificação).[40] O WISC-IV é a versão mais recente desta escala para medir a inteligência. Numa tentativa de reflectir os avanços na compreensão das propriedades intelectuais, o WISC-IV mede índices das capacidades cognitivas específicas, da velocidade de processamento e da memória de trabalho.[8] É uma extensão descendente do WAIS-III para medir a inteligência das crianças e contém 15 subtestes. Entre os 15, dez subconjuntos são conservados do anterior WISC-III e 5 são inteiramente novos. Em vez destas escalas, existem quatro índices principais, que podem ser somados para obter um Quociente de Inteligência de Escala Completa (FSIQ).

Matrizes progressivas de cores de Raven

O teste das Matrizes Progressivas de Raven (RPM) é um dos testes de grupo não-verbais mais conhecidos e populares. Embora utilizado principalmente em contextos educativos, o Raven é um teste adequado para avaliar a inteligência geral de um indivíduo em qualquer altura.[38] O teste das Matrizes Progressivas de Raven (RPM) é utilizado para medir a "capacidade cognitiva geral" ou, melhor ainda, a capacidade educativa ou de "construção de sentido". O termo "educativo" vem da raiz latina educere, que significa "extrair". A versão de base, conhecida como Matrizes Progressivas Padrão (ou SPM), consiste em conjuntos de itens constituídos por uma série de diagramas ou desenhos em que falta uma parte (anexo).[41] Um estudo revela que as variações nos desempenhos nos testes se reflectem na atividade cerebral no córtex pré-frontal lateral. Além disso, os participantes que obtiveram uma pontuação elevada no Raven apresentaram um aumento da atividade cerebral no córtex cingulado anterior e no cerebelo. Além de fornecer informações sobre o funcionamento de diferentes áreas do cérebro, o estudo confirma que os testes de inteligência padrão, como o RPM, medem o funcionamento de actividades cerebrais essenciais e específicas.

Critérios de pontuação

As pontuações totais são transformadas em percentis e as classificações específicas são dadas da seguinte forma: Grau I: Intelectualmente superior (QI 2' 95%) Grau II: Definitivamente acima da média (QI > 75%) Grau III: Intelectualmente médio (QI 75-25%)

Grau IV: Definitivamente abaixo da média em termos de capacidade intelectual (QI :S 25%)

Grau V: Deficiência intelectual (QI :S 5%).[6]

A maioria dos estudos epidemiológicos disponíveis que avaliaram a associação entre a exposição ao flúor e os efeitos cognitivos do neurodesenvolvimento avaliaram o QI e outras medidas da função cognitiva em crianças.[42] Numerosos estudos avaliaram a relação entre a fluorose e a inteligência das crianças. Assim, é necessário rever estes estudos para determinar a força das provas existentes relativas a este interesse.

DISCUSSÃO

Vários estudos realizados em todo o mundo interpretaram a relação entre a exposição ao flúor e o quociente de inteligência das crianças. Foi revisto um total de 25 estudos transversais para avaliar a relação entre a fluorose dentária e o quociente de inteligência. Estes estudos foram realizados na Índia[5,22, 20,27-29,31-33,36] China[9,17,19-23,25,34,15] Indonésia[3], Egipto[35] e Irão[26,30]. Os estudos avaliaram a prevalência de fluorose dentária, o efeito[17,21,23,25,26,32,36] da influência[3,33] do impacto[22,34] do flúor no quociente inteligente; a relação[20,27,30,31,36] ou associação[9,15] entre fluorose dentária e quociente inteligente; o nível de quociente inteligente entre diferentes exposições ao flúor[5,19,20,28,29,35,43]. A coleta de dados foi feita através de questionários para informações gerais[29], informações pessoais[36], fonte de água potável e tempo de uso da atual fonte de água potável[31,33], exames físicos[17], avaliação do índice de massa corporal[5,29], análise de amostras de água[17,22,30,31] e urina[17,22], concentrações de fluoreto urinário (UF) e creatinina (Ucr)[15], dieta da mãe durante a gravidez[32], avaliação da fluorose dentária[17], avaliação da inteligência[17,25-27,29], duração do uso da fonte atual de água potável, alimentos básicos, líquidos consumidos rotineiramente, auxiliares utilizados para a manutenção da higiene oral (fluoretados ou não fluoretados).[24] Os participantes do estudo incluíram crianças com idades compreendidas entre os 4 e os 14 anos que pertenciam ao ensino básico[17]; alunos do ensino primário e secundário.[17] Os estudos foram realizados em áreas endémicas de flúor e não endémicas de flúor que diferem nos níveis de flúor na água potável.

As concentrações de fluoreto na água e na urina foram medidas por um analisador de iões com um elétrodo seletivo de fluoreto9,22,24,32, método colorimétrico de ácido sulfo-fenil azo dihidroxi-naftaleno dissulfónico.30 O quociente de inteligência foi avaliado utilizando a Escala de Inteligência de Wechsler17 , as matrizes progressivas padrão de Ravens [SPM] 24,32 as matrizes progressivas coloridas de Raven 3,5, 17,25-27,31,32,36 a segunda revisão do Teste de Raven Combinado - Rural na China (CRT-RC2)9,15 e o teste de tabuleiro de Seguin28,36 , o teste Draw-A-Person (DAP)35 , o questionário22 , a versão iraniana do teste de Raymond B Cattell30 e o teste de Raven chinês[23] .

RELAÇÕES DOSE-RESPOSTA

1. FLUOROSE DENTÁRIA E QI

Os estudos[9,17,20,34,36,15] mostraram uma relação negativa entre a dose de resposta da exposição ao flúor e o DF e o QI eram lineares. Um dos estudos[34] revelou que, com cada incremento no grau de DF, as probabilidades de os resultados de inteligência diminuírem em 30%. Num estudo realizado numa área endémica de fluoreto, o QI médio das crianças que sofrem de fluorose dentária foi significativamente inferior ao das que não apresentam sinais da doença. A diferença de QI foi de 8,12 pontos, o que sugere que as crianças que sofrem de fluorose dentária podem ser particularmente sensíveis ao excesso de flúor e que a manifestação deste efeito pode perturbar o desenvolvimento intelectual.[23]

Num estudo transversal que considerou a DF e o QI em conjunto, à medida que a exposição ao flúor aumentava, o risco de desenvolver DF ou QI < 120 aumentava em 19% e 20% para o flúor da água e o flúor urinário, respetivamente.[9] Um estudo que mostrou que entre os estudantes que sofriam de fluorose, 62,5% deles tinham pontuações de QI elevadas. Entretanto, entre os alunos que não sofriam de fluorose, 96,6% tinham um QI elevado. Além disso, não foram encontradas crianças com resultados de QI na categoria abaixo da média e média na área de baixo F.[3] Os estudos mostraram que a fluorose moderada e grave tinha um QI significativamente mais baixo do que os indivíduos com fluorose ligeira. Isto mostra que, quanto maior for a exposição ao flúor no ambiente, maiores serão os défices no desenvolvimento da inteligência.[36]

Num estudo que avaliou o QI e a fluorose dentária, os valores médios do Seguin form board test das crianças com fluorose dentária (20,62) foram significativamente mais elevados do que os valores médios das crianças sem fluorose dentária (17,93). Da mesma forma, também se verificou que a média dos valores mais curtos do teste Seguin form board das crianças com fluorose dentária (18,27), que foi novamente significativamente mais elevada do que os valores médios das crianças sem fluorose dentária (15,34). Isto implica que as crianças sem fluorose dentária tiveram um desempenho mais rápido no teste e uma melhor discriminação visual, correspondência, coordenação olho-mão e capacidades cognitivas do que as crianças com fluorose.[36]

2. FLUORETO URINÁRIO E IQ

Um estudo[17] mostrou uma relação dose-resposta negativa entre os níveis de fluoreto na urina e as pontuações de QI. Verificou-se que um aumento na concentração de fluoreto na urina de 1mg/L estava associado a uma diminuição na pontuação de QI de 0,59.[17] Noutro estudo, uma diminuição de 4,965 pontos nas pontuações de QI das crianças foi associada a cada aumento de 1,0 mg/L na concentração de CUF de 2'1,7 mg/L.[15] Comparação semelhante noutro estudo relatou que as crianças apresentavam uma probabilidade 31% e 33% menor de desenvolver inteligência superior e superior com cada aumento de 1 mg/L de fluoreto na água e na urina.[9]

Y Lu et al mostraram que os níveis de fluoreto urinário das crianças expostas a um nível elevado de fluoreto na água potável eram significativamente mais elevados do que os das crianças com uma exposição baixa ao fluoreto na água potável. Foi encontrada uma relação inversa significativa entre o nível de fluoreto urinário e o QI.[19] No entanto, num dos estudos[21] que investigou a correlação entre o teor de fluoreto na urina das crianças e o nível de inteligência. Foi encontrada uma correlação negativa entre as duas medidas, mas a diferença não foi estatisticamente significativa (grupo endémico: r = 0,390, P>0,05; grupo comparativo: r= -0,220, P>0,05).[21]

1. FLUORETO DA ÁGUA POTÁVEL E IQ

Q Xiang et al encontraram uma relação inversa significativa de concentração-resposta entre o nível de fluoreto na água potável e o QI das crianças. Os autores referiram que o aumento do nível de fluoreto na água potável estava relacionado com a queda do QI e com as taxas de atraso mental.[20]

Haripriya et al encontraram uma relação significativa de resposta inversa entre os níveis de fluoreto na água potável e o QI das crianças. À medida que o nível de fluoreto na água potável aumentava, a inteligência diminuía e as taxas de crianças com baixa inteligência aumentavam.[36] Um dos estudos relatou uma diminuição altamente significativa do nível médio de QI no grupo de crianças com um nível elevado de fluoreto superior a 1,5 mg /Dl do que no grupo de crianças com um nível baixo de fluoreto inferior a 1,5 mg /Dl, respetivamente.[35]

A pontuação média do QI25 foi de 107,4 ± 13,0 no grupo de exposição normal ao flúor, que foi significativamente mais elevada do que o nível médio de 106,4 ± 12,3 no grupo de exposição elevada ao flúor (p = 0,036).[34] Este facto foi comparável aos resultados de

Hameed Reza et al, que mostraram um QI médio significativamente mais elevado dos alunos da área com água com baixo teor de fluoreto do que da área com água com alto teor de fluoreto. As pontuações de QI no intervalo da média (90-109) ocorreram em 30,0% dos alunos em áreas com baixo teor de F e 25,4% dos alunos em áreas com alto teor de F, respetivamente.[26] Um dos principais motivos para a redução da inteligência em crianças humanas expostas a níveis elevados de F é a capacidade do fluoreto de atravessar a barreira hemato-encefálica, produzindo uma deficiência bioquímica e funcional do sistema nervoso durante os períodos pré-natal e de desenvolvimento da primeira infância.[32]

COMPARAÇÃO ENTRE CRIANÇAS COM ELEVADA E BAIXA EXPOSIÇÃO AO FLÚOR

Poucos estudos[26,27,30,36] compararam o número de crianças com base nos seus níveis de QI entre as zonas de QF alto e baixo. A percentagem de alunos classificados nos intervalos de médio, acima da média e excelente foi mais elevada na área de baixo F do que a percentagem de alunos do mesmo nível na área de alto F. Estas classificações variaram com a gravidade da fluorose dentária. Estas classificações variaram consoante a gravidade da fluorose dentária.[26]

Uma percentagem mais elevada de crianças com fluorose dentária encontrava-se nas categorias de QI "Extremamente baixo" e "Baixo", ao passo que as crianças sem fluorose dentária se encontravam predominantemente nas categorias de QI "Médio" e "Médio elevado".[27]

Num estudo, o presente estudo, a percentagem de crianças classificadas na média e acima da média foi maior na área com baixa fluorose do que na área com fluorose.[36]

Karimzade et al apresentaram resultados semelhantes, em que as percentagens de alunos nas categorias de atraso mental, limítrofe e normal brilhante eram mais elevadas na região de F elevado do que nas crianças da região de F baixo.[30] Quarenta e cinco por cento das crianças na região de F baixo tinham inteligência normal ou normal brilhante, em comparação com apenas 26,4% na região de F alto. Quinze por cento dos alunos da região F baixa estavam na categoria muito superior (QI>129), enquanto nenhuma das crianças da região F alta estava classificada nesta categoria. Os dados indicam que viver numa região com F elevado está associado a um QI mais baixo.[30]

Do mesmo modo, num estudo conduzido por Li et al.[43] Sudhir et al., no seu estudo, também observaram que cerca de 70,8% das crianças tinham um QI baixo ou limítrofe nas zonas com fluorose média e grave, 7,8% tinham um QI médio e nenhuma criança estava presente no grupo acima da média na zona com elevado teor de fluoreto. A um nível de fluoreto de 0,6 ppm, cerca de 29,1% das crianças tinham um QI de grau 3 (intelectualmente médio). Cerca de 70,8% das crianças expostas a um nível de fluoreto superior a 4,1 ppm tinham um QI de grau 5 (intelectualmente deficiente). O número de crianças com deficiências intelectuais foi aumentando gradualmente com o aumento da concentração de fluoreto na água potável. Assim, um maior número de crianças intelectualmente médias foi encontrado em áreas com baixo teor de fluoreto na água potável. Isto foi comparável ao estudo conduzido por Li et.al, no qual 47,5% em áreas com fluorose severa e 49,1% em áreas com fluorose média tinham QI baixo ou limítrofe<79. Houve uma diferença estatisticamente significativa entre os diferentes níveis de flúor e as pontuações de QI em ambos os estudos.[24,43]

Um estudo[19] registou uma proporção mais elevada de crianças nas categorias de QI de atraso ou limítrofe entre as crianças que viviam numa zona com elevado teor de fluoreto do que numa zona com baixo teor de fluoreto. Um estudo transversal efectuado por Suleiman et al. concluiu que nenhuma das crianças de zonas com elevado teor de flúor era intelectualmente superior.[31]

AVALIAÇÃO DA EXPOSIÇÃO PRÉ-NATAL AOS FLUORETOS

A exposição pré-natal ao flúor foi avaliada em dois estudos,[32,15] , cujos resultados mostraram uma associação entre a exposição excessiva ao flúor no período pré-natal e na infância e a inteligência das crianças em idade escolar. A exposição pré-natal excessiva ao flúor mostrou uma diminuição das probabilidades de desenvolver uma inteligência excelente. A probabilidade de estas crianças desenvolverem uma inteligência excelente diminuiu 51,1% em comparação com as crianças não expostas.[15] Um estudo semelhante relatou uma correlação positiva do QI com o flúor na água potável, juntamente com outros factores significativos, como a dieta das mães durante a gravidez. Também se verificou que a tendência para fazer dieta entre as futuras mães predispõe os seus bebés para o risco de QI baixo e problemas comportamentais.[32]

A base da diminuição da inteligência em crianças contactadas com níveis elevados de F é a capacidade do F de passar a barreira hemato-encefálica, provocando uma deficiência funcional do sistema nervoso ao longo do desenvolvimento pré e pós-natal. Além disso, pode penetrar no feto em desenvolvimento através da placenta e, com a consequente exposição ao flúor durante a infância, pode ter efeitos adversos no cérebro em desenvolvimento, causando assim uma diminuição da inteligência.[33]

COMPARAÇÃO POR IDADE

A comparação entre idades efectuada por Sudhir et al[30] e Li et al[43] não mostrou qualquer correlação entre a idade e o QI das crianças nas áreas de fluorose média e grave. Parece que a influência de um ambiente com elevado teor de fluoreto no desenvolvimento da inteligência pode ocorrer numa fase precoce do desenvolvimento, quando o crescimento do sistema nervoso é mais rápido.[43] Noutro estudo realizado por Suleiman et al, a diferença proporcional no grau de QI de crianças de diferentes grupos etários não foi estatisticamente significativa.[31]

COMPARAÇÃO POR GÉNERO

Num estudo realizado em[36], foi feita uma comparação entre géneros, tendo-se verificado que os graus de QI apresentavam uma significância estatística, com 45% dos rapazes e 68% das raparigas com fluorose a situarem-se no grau mais baixo. Noutro estudo[31], a diferença no grau de QI de ambos os géneros não foi considerada significativa. Outro estudo mostrou uma diferença significativa entre o QI dos rapazes em áreas com baixo e alto teor de flúor. No entanto, a diferença de QI entre as raparigas de ambas as zonas não foi significativa.[26] Uma análise do desempenho no SFB com base na variável sexo indicou que os rapazes tiveram um desempenho mais rápido e melhor do que as raparigas do mesmo nível etário.[29] Esta diferença entre os géneros pode dever-se ao facto de o tamanho médio do cérebro dos rapazes ser maior do que o das raparigas, mesmo depois de ajustado ao tamanho do corpo.[29] No entanto, este resultado não está de acordo com as conclusões de outros dois estudos, realizados por Manveen kaur et al e Ramesh et al, em que as raparigas tiveram um desempenho mais rápido e melhor do que os rapazes do mesmo nível etário.[28,36] Os estudos realizados por Sudhir et al e Sunitha et al obtiveram resultados contraditórios, não tendo observado qualquer diferença significativa entre as pontuações das raparigas e dos rapazes em nenhum dos grupos examinados.[5,22]

PREDITORES E FACTORES DE CONFUSÃO

Vários estudos indicaram que os factores de previsão do quociente de inteligência podem incluir factores sociais, culturais, demográficos gerais, SES, estatuto educacional e IMC com fluorose.[29,30] De acordo com os resultados do estudo de Sebastin Sunitha et al, a idade, o sexo, o nível educacional dos pais e o rendimento familiar não tiveram uma associação significativa com as pontuações de QI.[5]

LIMITAÇÕES

Todos os estudos têm uma conceção transversal e não podem determinar a inferência causal das associações entre a exposição aos fluoretos e os efeitos na saúde. Embora os estudos tenham demonstrado uma associação entre os fluoretos e o QI, existem algumas limitações nestes estudos. Existem desvantagens na descrição da influência de factores de confusão relacionados com os pais na inteligência das crianças[17] , factores genéticos, nutricionais e outros factores ambientais tóxicos, como o chumbo[26,36] arsénio e iodo[36] que podem potencialmente influenciar o QI. Existem erros de medição devido às limitações dos testes de QI.[26] Seguin Form Board[28,29] teste utilizado em poucos estudos para testar o QI pode não dar uma imagem completa do desenvolvimento mental. Deve ser complementado por outros testes abrangentes, como o Stanford-Binet ou a Escala de Inteligência de Wechsler. Além disso, factores como a tensão emocional, a ansiedade e a falta de familiaridade com o processo de teste também podem ter prejudicado muito o desempenho no teste.[29]

INSUFICIÊNCIAS DOS INSTRUMENTOS DE AVALIAÇÃO DO IQ

O teste das Matrizes Progressivas Normalizadas (SPM) de Raven, utilizado para medir o QI das crianças, é um teste adequado para comparar pessoas no que respeita às suas capacidades imediatas de observação e de raciocínio claro. Apesar de o teste SPM ter sido concebido para abranger o âmbito mais vasto possível das capacidades mentais, é necessário estudar várias deficiências possíveis do teste. Os resultados representam uma inteligência relativa e não uma inteligência absoluta. A inteligência é um termo abrangente que inclui atributos como a criatividade, a curiosidade persistente, o raciocínio lógico, a capacidade de resolução de problemas, o pensamento crítico e a adaptação. Estes diferentes aspectos da inteligência são independentes uns dos outros. O teste SPM mede apenas a observação, o pensamento claro e o raciocínio lógico, pelo que é um mau indicador de outros atributos da inteligência. Não é possível obter uma imagem equilibrada de um indivíduo a partir do teste de QI, uma vez que as outras categorias de QI não são consideradas. Para além das desvantagens do teste de QI em si, outros factores como o stress emocional, a ansiedade e a falta de familiaridade com o procedimento de teste podem também afetar grandemente o desempenho no teste.[41]

RECOMENDAÇÕES

• Para além do flúor, existem outros factores que também afectam o QI das crianças. É necessária mais investigação para se obter uma visão da influência genética materna e paterna na inteligência das crianças e da sua ligação com o flúor ingerido.

• Estudos a longo prazo que avaliem os múltiplos factores envolvidos no desenvolvimento do QI contribuirão para uma melhor compreensão.

• Tendo em conta o facto de a maioria dos estudos ter sido feita em pequena escala, deve ser feita mais investigação em maior escala no mesmo campo, o que ajudará a formular programas preventivos e de desfluoretação adequados, juntamente com a sensibilização para os mesmos, de modo a que o resultado a longo prazo de fluoretos mais elevados possa ser neutralizado.

IMPORTÂNCIA PARA A SAÚDE PÚBLICA

Milhões de crianças em todo o mundo estão em risco potencial devido à elevada exposição ao flúor. É necessário tornar obrigatória a utilização de água potável segura para as crianças, a fim de prevenir defeitos neurológicos transmitidos pela água. É necessária uma observação atenta dos níveis de flúor no abastecimento local de água em áreas com fluorose endémica registada e a aplicação de medidas preventivas de saúde pública para reduzir os níveis de exposição ao flúor, uma vez que a inteligência da criança é importante para levar uma vida de qualidade e produtividade. Isto ajudará a formular programas de desfluoretação apropriados, a centralizar o abastecimento de água com uma concentração óptima de flúor e a divulgar a consciência de que o resultado a longo prazo de uma maior concentração de flúor pode ser neutralizado.

RESUMO E CONCLUSÃO

•O flúor está amplamente presente na nossa vida quotidiana. Sendo um dos oligoelementos essenciais, quando exposto a uma quantidade óptima, é benéfico para o corpo humano.

•O flúor foi aconselhado durante muito tempo como o agente preventivo e terapêutico ideal para a cárie dentária.

•No entanto, tal como uma moeda com duas faces, o flúor tem efeitos favoráveis e prejudiciais. Para além da fluorose dentária e esquelética, a ingestão excessiva de flúor a longo prazo causa a acumulação de flúor no tecido cerebral através da barreira placentária e/ou da barreira hemato-encefálica.

•A neurotoxicidade para o desenvolvimento associada ao flúor tem vindo a ganhar atenção recentemente, uma vez que muitos países do mundo se deparam com uma fluorose endémica.

•Devido à maior sensibilidade do cérebro em desenvolvimento aos tóxicos ambientais, a absorção excessiva de flúor pode inibir a função fisiológica de várias enzimas. Afectaria a atividade cerebral e a inibição da colinesterase, levando a uma quebra na transmissão dos impulsos nervosos.

•Por este motivo, existe um risco potencial de redução do QI associado à exposição ao flúor durante o desenvolvimento fetal e infantil.

•Estudos efectuados em crianças com e sem fluorose apoiaram a influência da ingestão excessiva de fluoreto no seu Quociente de Inteligência.

Estes estudos demonstraram que,

■Existe uma relação dose-resposta negativa entre a exposição ao flúor e os resultados de QI.

■Os níveis de QI diminuem para além de uma exposição ao flúor de 1,5 ppm durante muito tempo.

■A inteligência diminui em 30% por cada incremento de grau DF.

■As probabilidades de desenvolver uma inteligência excelente entre as crianças com exposição pré-natal ao flúor diminuíram 51,1% em comparação com as crianças não expostas.

•Um pequeno declínio nas pontuações de QI pode indicar uma profunda influência do flúor no desenvolvimento intelectual do indivíduo.

•Poucos estudos avaliaram as variações em termos de idade e género em crianças expostas e não expostas ao flúor, mas apresentaram resultados inconsistentes.

•Embora as evidências tenham mostrado a relação do flúor com o QI, faltam estudos que comprovem a relação causal entre estas duas variáveis.

Em conclusão, existem provas relativas à associação entre a exposição ao flúor e o QI. Mas estas não são conclusivas, uma vez que os resultados são obtidos através de estudos transversais. Assim, a evidência atual não pode ser generalizada. Por outro lado, o QI é uma variável multifatorial influenciada por diferenças na suscetibilidade genética, condições ambientais, nutrição, etc. Estes factores não foram avaliados adequadamente na população exposta e não exposta ao flúor através dos estudos. Para provar uma relação causal entre o flúor e o QI, são necessários estudos longitudinais com estratégias para identificar e controlar os factores de confusão. Para beneficiar as gerações futuras, temos de melhorar urgentemente a nossa compreensão do impacto do flúor na inteligência e abordar quaisquer efeitos adversos que possa ter.

REFERÊNCIAS

1. Fejerskov O, Manjp F, Baeluw V. The Nature and Mechanisms of Dental Fluorosis in Man. J Dent Res. 1990;69:S692-700.

2. Verma A, Shetty B K, Guddattu V, Chourasia M K, Pundir P. A elevada prevalência de fluorose dentária entre os adolescentes é uma preocupação crescente: A school based cross-sectional study from Southern India. Saúde Ambiental Prev Med. 2017;22.

3. Yani S I, Seweng A, Mallongi A, Nur R, Abdullah M T, Salmah U et al. A influência do flúor na água potável sobre a incidência de fluorose e a inteligência dos alunos do ensino básico na cidade de Palu. Gac Sanit. 2021;35:S159-63.

4. Harish A, Sanjeev J, Hazarey V, Achintchachada P V. Misteriosa prevalência de fluorose dentária em Waghdhara. Int J Inf Res Rev. 2017;4(7):4326-8.

5. Sebastian S T, Sunitha S. Um estudo transversal para avaliar o quociente de inteligência (QI) de crianças em idade escolar com idades compreendidas entre os 10 e os 12 anos em aldeias do distrito de Mysore, Índia, com diferentes níveis de flúor. J Indian Soc Pedod Prev Dent. 2015;33:307-11.

6. Aravind A, Dhanya R S, Narayan A, Sam G, Adarsh V J, Kiran M. Effect of fluoridated water on intelligence in 10-12-year-old school children. J Int Soc Prev Community Dent. 2016;6: S237-42.

7. Ren C, Li H H, Zhang C Y, Song X C. Effects of chronic fluorosis on the brain (Efeitos da fluorose crónica no cérebro). Ecotoxicol Environ Saf. 2022;244:114021.

8. Madhavan T, Kalyan M, Naidu S, Peshwarla R, Narayan J. Manual

for Psychologists. National Institute of Mentally Handicapped (Instituto Nacional de Deficientes Mentais). Secunderabad. 3rd ed. 1999.

9. Wang S, Zhao Q, Li G, Wang M, Liu H, Yu X et al. The cholinergic system, intelligence, and dental fluorosis in school-aged children with low-to- moderate fluoride exposure. Ecotoxicol Environ Saf. 2021; 228:112959.

10. Poureslami H R, Horri A, Khoramian S, Garrusi B. Quociente de inteligência de crianças de 7 a 9 anos de idade de uma área com elevado teor de flúor na água potável. J Dent Oral Hyg. 2011;3:61-64.

11. Seraj B, Shahrabi M, Shadfar M, Ahmadi R, Fallahzadeh M, Eslamlu H F et al. Effect of high water fluoride concentration on the intellectual development of children in Makoo/Iran. J Dent (Teerão). 2012;9:3:221-29.

12. Das K, Mondal N K. Dental fluorosis and urinary fluoride concentration as a reflection of fluoride exposure and its impact on IQ level and BMI of children of Laxmisagar, Simlapal Block of Bankura District, W.B, India. Environ Monit Assess. 2016;188:218.

13. Khairnar M R, Dodamani A S, Jadhav H C, Naik R G, Deshmukh M A. Mitigação da fluorose - Uma revisão. J Clin Diag Res. 2015;9:ZE05-9.

14. Ozsvath D L. Fluoride and environmental health: A review. Rev Environ Sci Biotechnol. 2009;8:59-9.

15. Xu K, An N, Huang Hui, Duan L, Ma J, Ding J et al. Fluoride exposure and intelligence in school-age children: evidence from different windows of exposure susceptibility (Exposição ao flúor e inteligência em crianças em idade escolar: provas de diferentes janelas

de suscetibilidade à exposição). BMC Saúde Pública. 2020;20:1657.

16. OMS. Diretrizes para a qualidade do ar, capítulo 6.5 fluoretos. Reg Off Eur. Copnhagen, Dinamarca. 2ª ed, 2000:1-9.

17. Jiaao A N, Shuzhen M, Aiping L, Yun F, Qiufeng W, Zhizhong H L L et al. Os efeitos do elevado teor de flúor no nível de inteligência dos estudantes do ensino primário e secundário. Jornal Chinês de Controlo de Doenças Endémicas. 1992;7(2):93-4.

18. Li X S, Zhi J L. Effect of fluoride exposure on intelligence in children (Efeito da exposição ao flúor na inteligência das crianças). Fluoride.1995;28(4):189-92.

19. Lu Y, Sun Z R, Wu L N, Wang X, Lu W, Liu S S. Effect of high-fluoride water on intelligence in children (Efeito da água com elevado teor de fluoreto na inteligência das crianças). Fluoride. 2000;33(2):74-8.

20. Xiang Q, Liang Y, Chen L, Wang C, Chen B, Chen X et al. Effect of fluoride in drinking water on children's intelligence (Efeito do flúor na água potável sobre a inteligência das crianças). Fluoride. 2009;36(2):84-94.

21. Zhongxue F, Hongxing D, Aimei B, Pingan L, Li R, Guangde L et al. The effect of high fluoride exposure on the level of intelligence in children. Revista Ambiente e Saúde. 2007;24(10):802-3.

22. Trivedi M H, Verma R J, Chinoy N J, Patel R S, Sathawara N G. Effect of high fluoride water on intelligence of school children in India (Efeito da água com elevado teor de flúor na inteligência das crianças em idade escolar na Índia). Fluoride. 2007;40(3):178-83.

23. Li Y, Jing X, Chen D, Lin L, Wang Z. Efeitos do envenenamento endémico por flúor no desenvolvimento intelectual das crianças em

Baotou. Fluoride. 2008;41(2) 161-4.

24. Sudhir K M, Chandu G N, Prashant G M, Reddy V V S. Effect of fluoride exposure on Intelligence Quotient (IQ) among 13-15 year old school children of known endemic area of fluorosis, Nalgonda district, Andhra Pradesh. J Indian Assoc Public Health Dent. 2009;13:88-94.

25. Ding Y, Gao Y, Sun H, Han H, Wang W, Ji X et al. As relações entre baixos níveis de fluoreto na urina e a inteligência das crianças, fluorose dentária em áreas de fluorose endémica em Hulunbuir, Mongólia Interior, China. J Hazard Mater. 2011;186:1942-6.

26. Poureslami H R, Horri A, Garrusi B, Koohbanan I. Um estudo comparativo do QI de crianças de 7-9 anos numa cidade com água com alto e baixo teor de flúor no Irão. Fluoride.2011;44(3):163-7.

27. Shivaprakash PK, Ohri K, Noori H. Fluorose dentária vs QI de crianças do distrito de Bagalkot, Índia. Fluoride. 2011;44(4):260-1.

28. Nagarajappa R, Pujara P, Sharda A J, Asawa K, Tak M, Aapaliya P et al. Comparative assessment of Intelligence Quotient among children living in high and low fluoride areas of Kutch, India-a pilot study. Iranian J Publ Health vol. 2013;42(8):813-8.

29. Asawa K, Pujara P, Thakkar J P, Pandya B G, Sharma A R, Pareek S et al. Assessment of intelligence quotient among schoolchildren of fishermen community of Kutch, Gujarat, India. Int Marit Health. 2014;65(2):73-8.

30. Karimzade S, Aghaei M, Mahvi A H. Investigação do quociente de inteligência em crianças dos 9 aos 12 anos de idade expostas a níveis elevados e baixos de fluoreto na água potável na província do Azerbaijão Ocidental, Irão. Fluoride. 2014;47(1):9-14.

31. Khan S A, Singh R K, Navit S, Chadhda D, Johr N, Navit P et al.

Relationship between dental fluorosis and intelligence quotient of school going children in and around lucknow district: Um estudo transversal. J Clin Diag Res. 2015;9(11): ZC10-5.

32. Kundu H, Basavaraj P, Singla A, Gupta R, Singh K, Jain S. Effect of fluoride in drinking water on children's intelligence in high and low fluoride areas of Delhi (Efeito do flúor na água potável sobre a inteligência das crianças em zonas de elevado e baixo teor de flúor em Deli). J Indian Assoc Public Health Dent. 2015;13(2):116-21.

33. Razdan P, Patthi B, Kumar J K, Agnihotri N, Chaudhari P, Prasad Ml. Effect of fluoride concentration in drinking water on intelligence quotient of 12-14- year-old children in Mathura District: A cross-sectional study. J Int Soc Prev Community Dent. 2017;7:252-8.

34. Yu X, Chen J, Li Y, Li H, Hou C, Zeng Q et al. Threshold effects of moderately excessive fluoride exposure on children's health: Uma potencial associação entre fluorose dentária e perda de excelente inteligência. Environ Int. 2018;118:116-24.

35. El Sehmawy A A E W, Hammouda S M, Ibrahim G E, Barghash S S, Elamir R Y. Relação entre o fluoreto da água potável e o Quociente de Inteligência em crianças egípcias em idade escolar. Occup Med Heal Aff. 2018;6(3):1000278.

36. Manveen K, Kulkarni S. Relação entre fluorose dentária e Quociente de Inteligência de crianças em idade escolar em Nagpur - Um estudo transversal. Glob J Res Anal. 2020;9(5):127-31.

37. Haripriya B, Pratyusha P, Madhavi O, Reddy K, Hema N, Samyuktha C L. Estudo comparativo da fluorose dentária com o Quociente de Inteligência (QI) em crianças em idade escolar no distrito de Chittoor. Int J Sci Res 2020;9(6):71-3.

38. Kaplan R M, Saccuzzo D P. Psychologiucal testing: Principles,applications and issues. 7ª ed.. Wadswarth, Cengage learning.2009.

39. Koshy B. Seguin Form Board as an intelligence tool for young children in an Indian urban slum (O quadro da forma de Seguin como instrumento de inteligência para crianças pequenas num bairro de lata urbano indiano). Fam Med Community Heal. 2017;5:275-81.

40. Amador D R, Navarro M E, Carrizales L, Morales R, Calderón J. Diminuição da inteligência em crianças e exposição a flúor e arsénico na água potável. Cad Sauda Publica. 2007;23(S4):579-87.

41. Mcculum S R. Handbook of nonverbal assessment. Capítulo 11. Raven, J. Raven Progressive Matrices. Kluwer Academic / Plenum Publishers.2003

42. NTP. Projeto de monografia da NTP sobre a revisão sistemática da exposição ao flúor e dos efeitos na saúde cognitiva e no desenvolvimento neurológico. Departamento de Saúde dos EUA e serviços humanos. 2019.

43. Li Y, Li X, Wei S. Efeitos da ingestão elevada de flúor na capacidade de trabalho mental das crianças: Investigação preliminar sobre os mecanismos envolvidos. Fluoride. 2008;41(4):331-5.

LISTA DE ABREVIATURAS

Ache-Acetylcholinesterase

ChAT-Choline AcetylTransferase

CRT-RC2 Combined Raven's Test-The Rural in China

DAP-test Draw-A-Person test

DF-Dental Fluorosis

F-Fluoride

IQ-Intelligent Quotient

SPM Standardised Progressive Matrices

TSIDF-Total Surface Index of Dental Fluorosis

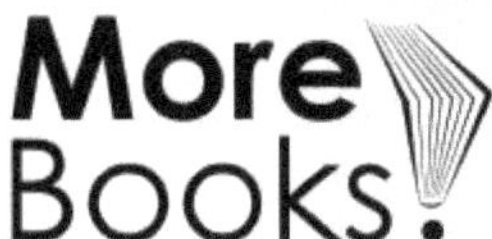

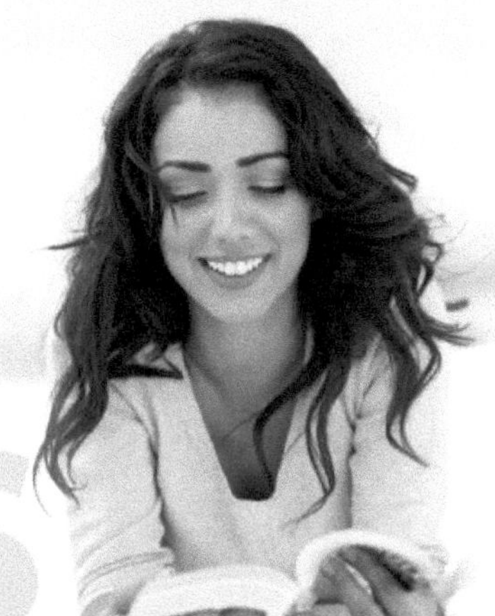

I want morebooks!

Buy your books fast and straightforward online - at one of world's fastest growing online book stores! Environmentally sound due to Print-on-Demand technologies.

Buy your books online at
www.morebooks.shop

Compre os seus livros mais rápido e diretamente na internet, em uma das livrarias on-line com o maior crescimento no mundo! Produção que protege o meio ambiente através das tecnologias de impressão sob demanda.

Compre os seus livros on-line em
www.morebooks.shop

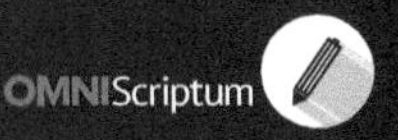

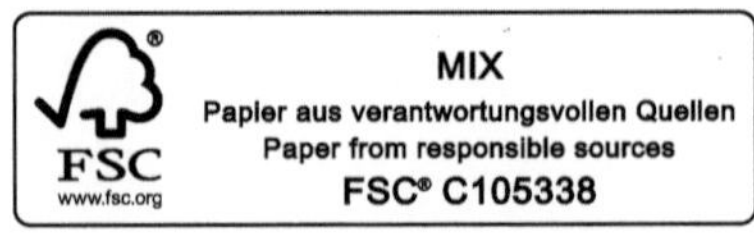

Printed by Books on Demand GmbH, Norderstedt / Germany